DES

FISTULES OSSIFLUENTES

DE LA RÉGION ANALE

DE LA RÉSECTION DU COCCYX ET DE SES INDICATIONS.

PAR

Paul DENUCÉ,

Docteur en médecine de la Faculté de Paris.

PARIS

ADRIEN DELAHAYE, LIBRAIRE-EDITEUR,

PLACE DE L'ÉCOLE-DE-MEDECINE

1874

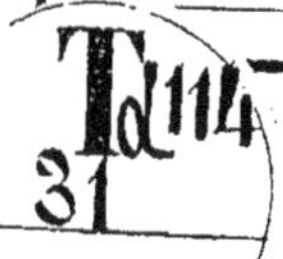

DES

FISTULES OSSIFLUENTES

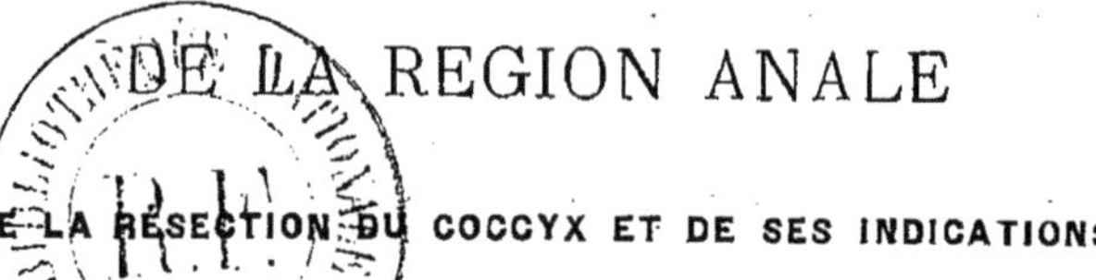

DE LA REGION ANALE

DE LA RÉSECTION DU COCCYX ET DE SES INDICATIONS

PAR

Paul DENUCÉ,

Docteur en médecine de la Faculté de Paris.

PARIS

ADRIEN DELAHAYE, LIBRAIRE-EDITEUR

PLACE DE L'ÉCOLE-DE-MÉDECINE

1874

INTRODUCTION.

L'observation (insérée à la fin de ce travail) d'un malade qui a été traité par la résection du coccyx pour des trajets, autour de l'anus, reconnus symptomatiques d'une carie de cet os, fait le fond de cette dissertation.

J'ai pris pour en-tête de chapitre les deux faits principaux de l'observation, à savoir : en premier lieu, la maladie ; en second lieu, le traitement qui lui a été opposé.

Dans la première partie, sous le titre de *fistules ossifluentes de la région anale*, j'étudie les trajets morbides de cette région, entretenus par une altération du squelette, au point de vue de leur source, de leur formation, de leur terminaison, des signes cliniques qui les distinguent.

Dans la seconde, réservée au traitement chirurgical, je ne pouvais me borner à présenter comme la seule *indication de la résection du coccyx*, la carie de cet appendice osseux ; c'est pourquoi j'ai été amené à parler de la coccyodynie (affection bien connue, surtout des gynécologues) parce qu'elle nécessite parfois, par sa résistance à tous les traitements dits médicaux, l'intervention chirurgicale. Enfin, j'ai terminé ce même chapitre par de très-courtes considérations sur deux importants procédés de médecine opératoire, dont l'exécution peut être facilitée par la résection partielle ou totale du coccyx.

DES

FISTULES OSSIFLUENTES

DE LA RÉGION ANALE

DE LA RÉSECTION DU COCCYX ET DE SES INDICATIONS.

CHAPITRE I.

DES FISTULES OSSIFLUENTES DE LA RÉGION ANALE.

L'étude des fistules ossifluentes au périnée, tire un intérêt de plus, nul ne le contestera, de la fréquence de cet ordre de lésion autour de l'anus. Les fistules urinaires, stercorales, celles qui sont consécutives à un abcès de la fosse ischio-rectale, s'ouvrent en cette région. A la vérité, chacune d'entre elles se distingue par des caractères propres de siége, d'aspect, de marche, etc... Cependant, il ne faudrait pas croire que leurs signes distinctifs soient toujours nettement tranchés. D'ailleurs, une fistule symptomatique de carie peut se compliquer de fistule uréthrale ou rectale, comme j'en rapporte plusieurs exemples.

Or, en présence d'altérations aussi complexes, si le diagnostic n'a pas établi la duplicité de la lésion, la thérapeutique chirurgicale échoue presque fatalement; rarement des demi-succès sont obtenus, parce que les moyens opposés au mal ne se sont adressés qu'à l'une des causes productrices, en laissant subsister l'autre.

La marche des foyers purulents d'origine osseuse dans le tissu cellulaire du plancher pelvien, fournit encore un enseignement : celui de s'opposer de bonne heure à leurs progrès, en supprimant la cause, si c'est possible; en en atténuant les effets, quand on ne peut directement s'adresser à elle. Ce serait une erreur de conduite impardonnable, que d'abandonner le mal à lui-même, lorsqu'il est accessible et encore à l'état de simplicité. Il faut craindre, d'un instant à l'autre, de voir surgir des complications.

Anatomie et physiologie pathologique. — Si l'on en excepte celles qui sont symptomatiques d'une *altération de l'ischion*, les fistules ostéopathiques s'ouvrant au périnée, aboutissent dans la cavité de sinus creusés aux dépens du tissu cellulaire de l'*espace pelvi-rectal supérieur.*

Pour plus de clarté dans la description, nous étudierons à part, dans un paragraphe séparé, les fistules ossifluentes provenant de l'espace pelvi-rectal et les fistules d'origine ischiatique.

§ I. — *Fistules qui proviennent de l'espace pelvi-rectal supérieur.*

La connaissance de la loge celluleuse étendue du rectum en avant, à la concavité du sacrum et du coccyx, en arrière, est indispensable à l'intelligence de la physiologie palhologique de cette variété; car le liquide purulent y a séjourné un temps plus ou moins long, avant de triompher de la résistance des plans sous-jacents.

C'est un espace étroit en avant, au voisinage du rectum, s'élargissant en arrière, en se rapprochant de la concavité sacro-coccygienne. Cette disposition est la conséquence de l'obliquité, en ce point, du péritoine, lequel, après avoir formé le cul-de-sac recto-vésical, s'élève en arrière vers les parties latérales du sacrum ; tandis qu'inversement, le muscle releveur de l'anus se porte en arrière et en bas.

Cet espace, connu en anatomie chirurgicale sous le nom d'espace pelvi-rectal supérieur, de forme triangulaire, sur une coupe antéro-postérieure du bassin, est limité de la manière suivante :

Sa base répond au sacrum et au coccyx ; elle est curviligne ;

Son sommet, de plus en plus étroit, s'étend sur les parties latérales du rectum ;

En haut, il est limité par le péritoine ;

En bas, par le muscle releveur de l'anus doublé de son aponévrose.

Il est occupé, à l'état sain, par du tissu cellulaire lamelleux, lâche, très-rarement chargé de graisse.

Ce tissu cellulaire se continue avec celui qui existe au devant du coccyx, du sacrum et dans l'épaisseur du méso-rectum. Sur les parties latérales de l'excavation, il se continue également avec le tissu cellulo-adipeux sous-péritonéal de la fosse iliaque interne. Enfin, en avant, avec le tissu cellulaire péri-vésical.

De ce qui vient d'être exposé, il découle que les foyers purulents occupant soit la concavité sacro-coccygienne, soit les limites de la fosse iliaque, c'est-à-dire le rebord osseux du bassin, peuvent, par voie de continuité, envahir l'espace pelvi-rectal, sans rencontrer d'autres résistances que celles des mailles du tissu cellulaire et des organes creux voisins.

La notion anatomique suffit à expliquer encore comment dans certains cas, malgré l'établissement d'une fistule en arrière de l'anus, par suite des progrès de la suppuration, cette voie devenant insuffisante à l'évacuation des foyers nouvellement formés, le rectum, le vagin, la vessie, l'urèthre ont pu être perforés et donner issue au pus; comment, celui-ci, affectant une marche envahissante, a pu apparaître au-dessus de l'arcade crurale, ou refluer du côté de la fosse iliaque; ou encore, par un trajet rétrograde, marcher vers la région fessière, à travers l'échancrure sciatique.

L'étendue des désordres donne une idée de la gravité excessive de ces cas, fort heureusement les plus rares.

Le plus souvent, en effet, les amas purulents entretenus par une lésion osseuse du coccyx, du sacrum, voire même de la colonne vertébrale, et ayant élu temporairement domicile dans l'espace pelvi-rectal supérieur, après s'être frayé une voie vers l'extérieur, en créant un trajet fistuleux, demeurent limités, sinon toujours, du moins durant un temps fort long.

Reste maintenant à étudier le mécanisme de la formation de la fistule en son lieu d'élection, c'est-à-dire en arrière de l'anus.

L'anatomie en donne encore une explication suffisante.

L'aponévrose qui double le muscle releveur de l'anus et ferme le détroit inférieur est très-résistante sur les parties latérales. Le pus peut difficilement, en raison de sa structure serrée en ce point, se frayer une voie à travers ses fibres. En se rapprochant de la ligne médiane, au contraire, elle s'amincit considérablement, au point d'être réduite à une mince lame celluleuse, au niveau de la ligne blanche ano-coccygienne.

Or, cette ligne médiane correspond précisément à la partie la plus déclive du bassin, surtout dans la position assise et le décubitus. La quantité de pus augmentant incessamment dans la loge supérieure, se portera mécaniquement en ce point, et comme d'un autre côté, il présente moins de résistance que tous les autres, la compression du foyer, d'une part, le faible obstacle opposé par l'aponévrose, d'autre part. concourront à favoriser les progrès du pus vers le tégument.

Quelquefois, cependant, ce n'est pas au voisinage de l'intersection médiane des fibres du releveur que le pus se fraie un chemin, mais à travers un écartement des fibres de ce muscle, en arrière, comme l'a observé M. Richet, pour un abcès par congestion provenant des vertèbres sacrées qui vint apparaître sur les côtés de l'anus, après avoir envahi l'espace pelvi-rectal inférieur. Le malade de Ribes (obs. III), dont l'autopsie fut faite, rentre dans cette catégorie de faits.

Quand les choses se passent ainsi, le pus envahit directement le tissu cellulo-adipeux qui comble la fosse ischio-rectale ou espace pelvi-rectal inférieur.

Il n'en est pas de même lorsque la pression excentrique du foyer a fait céder l'aponévrose pelvienne au niveau du point où elle est le plus aminci. Les fibres musculaires entrelacées du releveur et du sphincter anal, sont peu à peu dissociées, écartées; finalement, une voie est frayée jusqu'à la face profonde du derme. Celui-ci résiste souvent durant un temps fort long. Ce n'est que lorsque le tissu cellulaire qui le double a lui-même participé à l'inflammation et a subi la fonte purulente, que le tégument, décollé dans une étendue plus ou moins grande, et privé de ses connexions vasculaires, distendu par le pus accumulé au-dessus de lui, subit une altération de nutrition, laquelle aboutit à la perforation de de cette membrane. Aussitôt, le foyer se vide à l'extérieur. Mais l'orifice accidentel qui est résulté de la succession de ces phénomènes n'a aucune tendance à s'oblitérer, parce que le trajet formé, sorte de canal de dégorgement, livre sans cesse passage à une sécrétion séro-purulente dont la source est inépuisable. A ce moment, la fistule est établie.

Lorsque la peau résiste longtemps au travail de destruction qui s'opère du côté de sa face profonde, la marche lente de l'affection lui ayant permis de s'épaissir, des portions voisines de tissu cellulaire viennent à suppurer. De là, résultent des décollements étendus, une accumulation considérable de pus sous la peau, qui, dès lors, est sollicitée à se perforer sur divers points, sinon dans le même temps, du moins à des intervalles rapprochés.

Il y a des exemples de fistules de la marge de l'anus, entretenues par une altération du corps des *vertèbres lombaires* et même *dorsales*. — S'il est vrai que, le plus souvent, les abcès par congestion provenant de la portion dorsale de l'axe vertébral, suivent le trajet des nerfs et vaisseaux intercostaux correspondants, et viennent proéminer à la région costale ou à la partie supérieure de l'abdomen ; si, de même, pour les abcès ayant leur source dans les vertèbres lombaires, la règle est que le pus s'engage dans la gaîne du psoas et vient proéminer dans la direction du petit trochanter ; on peut concevoir, sans peine, qu'il prenne quelquefois une voie différente.

Supposez que le grand ligament vertébral antérieur soit détruit de bonne heure, ou seulement qu'il permette au pus de se porter au devant de la colonne vertébrale, au lieu de le contenir et de le déjeter sans cesse du côté des trous de conjugaison ; dès lors, le tissu cellulaire prévertébral deviendra le réceptacle des produits de la suppuration ; il suppurera lui-même. L'aorte, baignée par le pus, faisant office de conducteur, dirigera ce liquide du côté du bassin, sur la ligne médiane, jusqu'au niveau de sa bifurcation. En ce point, le sommet de la poche purulente se déjettera à droite et à gauche, pour progresser ensuite le long des vaisseaux iliaques. Ceux-ci se bifurquant à leur tour, rien ne l'empêche d'accompagner l'artère hypogastrique et de plonger avec elle dans l'excavation. Cette voie porte directement le pus dans l'espace pelvi-rectal supérieur ou sur le plancher pelvien ; du côté droit, à la faveur du décollement du péritoine ; du côté gauche, par l'intermédiaire du méso-rectum et du tissu cellulaire existant dans la concavité du sacrum.

Les lésions organiques intéressant la face antérieure du *sacrum*, donnent lieu à des abcès ossifluents, dont la marche ordinaire est de se porter hors du bassin par la grande échancrure sciatique, à la suite du nerf sciatique, pour faire saillie ultérieurement à la région fessière, et, quelquefois, jusque dans la région poplitée.

Mais dans des cas exceptionnels, le pus peut descendre sur le plancher du bassin et provoquer la formation de fistules s'ouvrant dans la région ano-coccygienne.

Enfin, par sa situation, par ses rapports, par sa structure, le *coccyx*, quand il vient à être frappé de carie ou de nécrose, entretient une suppution, qui ne peut guère se porter ailleurs qu'en avant, et se faire jour à travers les parties situées auprès de l'anus. En effet, il reçoit sur sa face externe ou cutanée, les attaches musculo-aponévrotiques les plus inférieures des muscles fessiers, quelques insertions des deux ligaments sciatiques, des tractus fibreux de la face profonde du derme. Il est doublé d'un épais périoste et d'un tissu cellulaire dense peu susceptibles de céder à un travail de suppuration, tendant à se porter de ce côté. Au contraire, la face antérieure ou pelvienne, pour ainsi dire à nu, recouverte seulement dans une faible partie de son étendue de ligaments minces et courts, pour l'articulation de ses différentes pièces entre elles et avec le sacrum, se trouve en rapport immédiat avec le tissu cellulaire de l'espace pelvi-rectal, dont elle peut causer aisément l'irritation et la suppuration.

Ce sont les altérations du coccyx qui produisent le plus sûrement des fistules ossifluentes, du côté du tégument péri-rectal. Mais, en raison de sa situation au fond du sillon interfessier, de la saillie des ischions, de la mobilité de ses pièces, ses lésions traumatiques sont rares; car, des circonstances tout à fait exceptionnelles sont seules capables de les produire. Toutefois, la rareté de l'altération a l'inconvénient de ne pas mettre assez en garde sur la possibilité de son existence. Méconnue, on lui opposera un traitement irrationnel, dont l'insuccès jettera du discrédit sur l'homme de l'art, s'il ne vient aggraver la situation du patient.

§ 2. — *Fistules d'origine ischiatique et pubienne.*

Dans les cas les plus simples, les fistules d'origine ischiatique s'ouvrent sur les côtés de l'anus, c'est-à-dire au niveau des fosses ischio-rectales, dont l'ischion constitue la paroi externe. L'orifice cutané se produit, comme s'il s'agissait d'un abcès de la marge de l'anus. Comme ce dernier, l'abcès symptomatique d'une altération de l'ischion peut dénuder le rectum et s'ouvrir une seconde voie dans sa cavité. L'observation 5 en fournit un exemple. Mais, ce mode d'évolution n'est pas constant. Il est probable, ici, que le siége précis de l'altération joue un certain rôle. On comprend qu'une carie, occupant la portion de la tubérosité ischiatique intermédiaire aux insertions des muscles ischio-coccygien en arrière, transverse en avant, produise un abcès par congestion qui progressera vers le rectum. Mais, si la lésion siége en arrière du muscle ischio-coccygien, dans la portion de l'os voisine de l'épine sciatique, l'abcès pourra s'insinuer du côté du tissu cellulaire sous-fessier. Si, inversement, c'est au devant des attaches du transverse superficiel, c'est-à-dire sur la branche ascendante même, que la carie existe; en raison de la réflexion de l'aponévrose superficielle du périnée derrière ce muscle, le pus ne pourra se porter en arrière; il cheminera en avant, entre les lames aponévrotiques du périnée, jusqu'à la portion bulbeuse de l'urèthre, qu'il pourra entamer et ouvrir.

Quoi qu'il en soit de l'explication que je me suis attaché à fournir, en me basant sur l'anatomie, je tiens d'un médecin fort distingué de Paris, la mention de faits intéressants qui n'ont malheureusement par été publiés. Dans deux cas, des fistules siégeant au voisinage de l'anus, conduisaient le stylet sur l'ischion dénudé; mais, de plus, par ces mêmes fistules, les malades perdaient de l'urine au moment de la miction. Dans un autre, il y avait concomitance de lésion osseuse ischiatique et de fistule vésicale. Chez les deux malades atteints de fistule urinaire d'origine uréthrale, il n'existait pas de rétrécissement appréciable de l'urèthre; la prostate, de son côté, était saine. Les renseignements manquent sur l'étiologie et la marche de l'affection.

L'observation 1 fournit un remarquable exemple de fistule péri-anale symptomatique d'une nécrose de la branche descendante du pubis.

Etiologie, symptômes, terminaison. — Les lésions osseuses susceptibles de produire les fistules ossifluentes péri-anales, présentent une grande variété de siége; car, vers l'anus peuvent converger des abcès migrateurs provenant de différentes régions. On peut les localiser, soit dans le segment inférieur de la colonne vertébrale, en y comprenant le sacrum et le coccyx, soit dans l'os iliaque, principalement dans ses arêtes et ses tubérosités.

A un point de vue plus général, la cause première est ou organique, ou accidentelle. Dans la première catégorie, se rangent les affections du corps des vertèbres, connues sous le nom de mal de Pott, la constitution scrofuleuse et tuberculeuse, en tant que prédisposant à la suppuration du tissu spongieux des os. Parmi les causes accidentelles, les chutes, les chocs ou contusions, sont les plus communes. Elles n'atteignent guère que les ischions, le sacrum ou le coccyx : une chute sur le siége, sur le sacrum, un cou de pied reçu sur le coccyx, une chute sur une roue de charrette, avec contusion de cet os, etc., peuvent déterminer des ostéo-périostites, des fractures, des luxations susceptibles de se terminer par tumeur blanche, par carie, par nécrose. La supration s'établit. Que le pus prenne la voie anopérinéale, la fistule est constituée.

L'affection osseuse initiale peut ne se traduire que par des symptômes insignifiants : douleur subaiguë ressentie sur un point de l'axe vertébral, dans un cas; dans l'autre, douleur d'acuité variable, correspondant à la partie qui a subi le traumatisme.

La période de la maladie correspondant à la réunion du pus en foyer au-dessous du péritoine pelvien; l'extension et les progrès du mal, se font avec une indolence remarquable; à peine existe-t-il un peu de pesanteur vers le fondement, une sensation incommode et insolite du côté du rectum, mais très-exceptionnellement de la douleur provoquée par les garde-robes. Parfois, si le coccyx ou l'ischion est carié, le malade éprouvera quelques douleurs en s'asseyant, et, aussi, par les mouvements exigeant la contraction énergique des muscles du bassin. Hors de là, la douleur est peu accusée.

Cependant, bientôt, dans un point circonscrit, au voisinage de l'anus, se montre une tuméfaction à peine douloureuse, sans changement de couleur à la peau. Offrant d'abord une certaine rénitence, cette tuméfaction se ramollit bientôt à son centre, lequel prend une forme acuminée et devient le siége d'une fluctuation appréciable. Les parties voisines présentent de l'empâtement; la réaction inflammatoire est minime.

La partie saillante et molle de la tumeur est souvent réductible à la pression. Elle peut même disparaître, au moins en partie, si l'on donne au bassin une situation telle que le foyer purulent se trouve ramené du côté de sa source.

L'abcès que le tégument sépare seul du dehors, a mis parfois un temps fort long à se développer : ordinairement plusieurs mois, quelquefois un an et plus. De même, il peut se passer longtemps avant qu'il s'ouvre. Il peut même sembler rétrocéder ou se résorber; s'il existait quelque retentissement douloureux, tout malaise peut disparaître et le malade croire à sa guérison.

Mais cette marche insidieuse, intermittente est le propre de l'affection qui nous occupe.

Quelquefois, c'est au moment où le patient s'y attend le moins, ou bien, à la suite d'une recrudescence insignifiante que l'abcès perce spontanément. Il sort par l'ouverture faite à la peau une quantité de pus peu en rapport avec le volume de la tumeur. Le plus souvent aussi, ce pus est de consistance moindre que celui fourni par les autres abcès. Il est séro-purulent, mêlé à quelques grumeaux albumineux, et à une sorte de poussière osseuse entraînant parfois quelques lamelles, reconnaissables par leurs caractères de dureté et de forme.

Cet orifice fournit une sécrétion dont la quantité est variable d'un jour à l'autre. Tantôt, l'écoulement semble devoir se tarir; tantôt, au contraire, il se produit en grande abondance. On peut se rendre compte de ces différences en songeant aux conditions multiples qui, dans la longueur du trajet, peuvent occasionner l'arrêt du flux purulent et le contenir en un point plus ou moins élevé, durant un certain temps. Les fatigues, l'alimentation, les soins locaux, etc., influent aussi pour une large part. On comprend encore qu'il puisse se produire, en quelque sorte, des temps d'arrêt dans la marche de la lésion squelettique.

Quoi qu'il en soit, la sécrétion purulente, au lieu de se tarir, malgré les fluctuations diverses qu'elle subit, n'en suit pas moins une marche progressive.

Le pus peut, dès ce moment, s'altérer. Il peut prendre une fétidité d'autant plus prononcée que son origine est moins éloignée du tégument, que le trajet qu'il parcourt est moins tortueux. Dans l'un et l'autre cas, l'accès de l'air dans le foyer primitif de la suppuration amènera ces changements.

Rarement, si un nouvel abcès se forme dans le voisinage, par suite d'une recrudescence du mal, il s'évacuera par la fistule déjà créée. De nouveaux trajets fistuleux se formeront et verseront à leur tour, au dehors, les produits de suppuration, sans que pour cela la première fistule se ferme ou se tarisse.

Le rectum, malgré le voisinage du pus, continue durant un certain temps à être désintéressé de toute lésion. Les garde-robes sont indolentes. Il y a, souvent, seulement une tendance marquée à la constipation, l'ampoule rectale ayant perdu le soutien du tissu cellulaire ambiant. Mais, peu à peu, presque toujours sourdement, la paroi rectale, baignée par le pus, s'érode, s'ulcère. Un jour, le malade est surpris de s'apercevoir qu'il passe des gaz et des matières par son orifice fistuleux; ou bien que du pus s'écoule par l'anus. Dans d'autres cas, un travail phlegmasique, à marche chronique, s'empare du tissu cellulaire sous-muqueux du rectum. Les couches muqueuse et musculeuse s'épaississent; par suite, le calibre de l'intestin se rétrécit. Enfin, lorsque l'atrésie rectale a atteint un certain degré, elle se traduit par ses signes propres : rétention des matières, production de nouvelles fistules à la marge de l'anus, douleur extrême au toucher, etc.

Quant à l'urèthre, il est le plus souvent hors de cause; pourtant le pus ayant pris naissance autour d'une carie de l'ischion, triomphant difficilement de la résistance de la peau à ce niveau très-épaisse, peut se porter en avant, entre les plans aponévrotiques du périnée, parvenir jusqu'à l'urèthre, et là, par un travail de mortification, ouvrir ce canal. Si, à ce moment, il n'existe pas déjà un orifice fistuleux à la peau, il se produira sûrement; car l'infiltration de l'urine dans la cavité du foyer purulent aura pour conséquence une poussée inflammatoire violente, qui en provoquera la formation. Le malade, pendant la miction, perdra la majeure partie de ses urines par le périnée, en même temps que du pus s'écoulera sans interruption.

Si un stylet est introduit dans l'un de ces sinus qui ont pris naissance aux dépens du tissu cellulaire péri-rectal, l'extrémité de l'instrument peut s'engager plus ou moins haut, le long de la paroi rectale dénudée, souvent sans pénétrer dans un orifice. Dirigé au contraire en arrière du côté de la concavité du bassin, le stylet peut être arrêté par des parties consistantes. Le chirurgien a, dans ce cas, la sensation du contact de l'instrument avec une surface osseuse, souvent molle, friable, recouverte de fongosités bourgeonnantes.

Alors, par l'examen complet de la colonne vertébrale, du sacrum et de ses dépendances, on peut découvrir une tuméfaction qui a jusque-là passé inaperçue; ou bien, par la pression, par le frottement avec une éponge imbibée d'eau chaude, déterminer un point douloureux sur une portion du squelette.

La durée de ces fistules est subordonnée à la persistance ou à la suppression de la cause déterminante. Elle est, on le conçoit, très-variable, suivant que la maladie originelle a une tendance à se terminer par la guérison; ou, au contraire, à s'aggraver d'une manière croissante ; enfin, suivant les conditions individuelles, hygiéniques.

La *terminaison* est le plus souvent déplorable. Non-seulement la première fistule établie ne guérit pas, mais il s'en fait, presque toujours, de nouvelles auprès de la première. Les complications du côté du rectum, de l'urèthre, de la vessie, constituent un obstacle de plus à la guérison. Quand la maladie est ancienne, le malade débilité, il peut se produire des complications plus redoutables encore, telles que : érysipèle, résorption putride, fièvre hectique, amaigrissement, altération amyloïde des reins, etc. La mort peut en être la conséquence.

Souvent l'art ne peut intervenir autrement que par des moyens palliatifs, c'est-à-dire par les modificateurs généraux et les révulsifs appliqués localement. Ils peuvent néanmoins avoir une certaine influence, et, dans certains cas, ils ont pu différer notablement le terme fatal.

Lorsque, au contraire, l'affection primitive est accessible aux moyens chirurgicaux, lorsqu'elle est superficielle, ce serait absurde d'abandonner à la nature le soin de la guérison. Car, à supposer même que ce résultat finisse par être obtenu, il demande, dans la plupart des cas, un temps fort long durant lequel le malade est exposé aux complications et aux suites des longues suppurations. Tandisqu'il est souvent facile par l'extirpation des pièces cariées, d'enrayer le mal sans faire courir de risques sérieux à l'opéré.

« J'ai guéri, ou vu guérir entre les mains de mes confrères, un grand nombre de fistules à l'anus accompagnées de carie ; mais j'ai vu un bien plus grand nombre de malades périr de cette maladie, pour avoir refusé d'entendre les bons avis. » (J.-L. Petit.)

Diagnostic. — Il doit, avant tout, établir la variété pathologique de l'affection, et déterminer la cause productrice (ici les os), à l'aide des signes qui caractérisent toutes les fistules ossifluentes.

Mais, à la région anale, il doit, en second lieu, par le parallèle des signes propres à d'autres affections (de l'urèthre, du rectum, du tissu cellulaire) produisant des effets comparables, écarter celles d'entre elles qui, dans l'espèce, sont étrangères au processus. Finalement, il doit préciser l'étendue des lésions, leur état de complication ou de simplicité. A ce point de vue, il est même fort utile, en ce qu'il permet de poser les bases du pronostic et du traitement.

1° *Situation des orifices*. — La situation des orifices fistuleux, dans l'intervalle qui sépare l'anus de la pointe du coccyx, exclut tout d'abord l'idée d'une maladie des organes génito-urinaires. Les fistules uréthrales, en effet, s'ouvrent au devant de l'anus, dans la région périnéale; à moins qu'il n'y ait concomitance des deux altérations uréthrale et osseuse. — De même, les fistules borgnes externes, succédant à des abcès de la marge de l'anus, les fistules complètes, symptomatiques d'un rétrécissement du rectum, d'ulcérations tuberculeuses, de corps étrangers, d'hémorrhoïdes, etc., siégent ordinairement dans un point correspondant à la fosse ischio-rectale et non en arrière; bien qu'il puisse y avoir des exceptions. Ainsi, à moins d'une fistule entretenue par une carie de l'ischion, la confusion n'est guère possible. Si, par exception, une fistule non ossifluente venait à s'ouvrir en arrière, d'autres signes suffiraient à la différencier.

2° *Direction des trajets.* — Tandis que ceux qui se rattachent à un abcès de la marge de l'anus, à une ulcération de la partie inférieure du gros intestin, conduisent l'extrémité de la sonde vers le centre de la région, occupé par le rectum, quelle que soit, d'ailleurs, la situation des orifices, ceux qui sont symptomatiques d'une altération des parties dures, ont, au contraire, une direction excentrique; c'est-à-dire que leur source se trouve plus éloignée du centre de la région que leur terminaison à la peau. Ils se dirigent, par conséquent, du côté des parois osseuses du bassin. Ce signe peut même donner des notions très-précises, à l'égard de la nature et du point de départ de la maladie. Si, en effet, l'os altéré qui entretient les fistules est à la portée du stylet, l'emploi de ce moyen d'exploration, à lui seul, suffira pour établir la pathogénie des trajets morbides. Dès lors, les autres éléments du diagnostic n'auront plus qu'un intérêt secondaire, en ce qu'ils serviront uniquement à étayer, sur des bases plus solides encore, la connaissance déjà acquise. — Dans les cas douteux, au contraire, où les divers signes de la maladie ont besoin de se fortifier les uns les autres, ceux d'entre eux que nous avons encore à énumérer sont bons à recueillir.

3° Nul ne niera l'importance de la douleur provoquée par la pression sur un point déterminé du squelette, si en même temps, il existe au niveau de ce point, soit du gonflement, soit une modification quelconque dans la configuration naturelle des parties; s'il s'y joint le cortége des symptômes habituels d'un mal de Pott dorsal ou lombaire, tels que paraplégie, abcès par congestion proéminant dans l'aine; ou, si, par les commémoratifs, il est possible d'établir que le sacrum, le coccyx ou l'ischion ont subi, à un moment donné, unc violence extérieure.

4° La marche peu douloureuse, chronique d'emblée de l'affection, ne sera pas moins utile à prendre en considération. Le malade parlera du début éloigné du mal, de sa lenteur à évoluer, des améliorations momentanées se produisant de loin en loin, et le conviant, pour ainsi dire, à temporiser sans cesse.

Rapprochée de la marche aiguë, douloureuse, des fistules anales simples (à moins cependant qu'il ne s'agisse d'un phthisique), cette marche torpide et néanmoins progressive qui appartient aux abcès par congestion devra frapper tout esprit observateur. Enfin, si le mal est avancé, les désordres considérables qui en auront été la conséquence n'appartiennent pas aux fistules ordinaires.

5° L'attention devra encore se porter sur la nature et l'abondance de la suppuration, sa fluidité, son mélange à un détritus de sels calcaires, formant magma ; sa facilité à s'altérer et à prendre les caractères de la putridité, surtout, si la source est rapprochée.

6° L'exploration du rectum à l'aide du toucher fournira encore des signes sur l'état de simplicité ou de complication de la maladie. Si on constate l'intégrité de cet intestin dans lequel ne se rencontre ni orifice déprimé ni rétrécissement, il devra être désintéressé. Toutefois, des causes d'erreur peuvent se produire : ainsi, si la maladie dure depuis fort longtemps, le rectum a pu se perforer ou subir une altération secondaire ; induration phlegmasique, rétrécissement portant particulièrement sur sa paroi postérieure. Il faut en être prévenu, afin d'éviter de regarder la lésion comme primitive, et de lui attribuer une influence prépondérante sur la pathogénie des fistules.

Il n'en est pas moins vrai que cette altération secondaire peut s'élever à la hauteur d'une complication et produire à son tour des phénomènes morbides propres indépendamment de la lésion primitive. Enfin, s'il existe des troubles de la miction; s'il s'écoule de l'urine par la fistule, en même temps que du pus, on admettra une complication urèthrale.

Pronostic. — La question du pronostic ne peut être exposée d'une manière générale, en ce qui concerne les fistules ossifluentes, comme s'il s'agissait de fistules simples, communiquant ou non avec le rectum. Tout ce que l'on peut dire, à cet égard, c'est que, lorsque le plancher pelvien est sillonné de trajets, creusé de sinus, que le tégument de cette région est criblé de nombreux pertuis; lorsque le rectum n'a pas conservé l'intégrité de sa structure, de sa nutrition ou de ses rapports, la maladie n'étant plus, dès lors, à l'état de simplicité, acquiert par cela même une gravité plus grande.

Mais on ne contestera pas qu'en dehors de ces désordres profonds, produits par la longue durée de la maladie, et pouvant succéder aussi bien à une carie du coccyx, qu'à celle d'une vertèbre lombaire ou sacrée, la première comporte un pronostic moins sévère : dans un cas, en effet, la lésion portant sur un os accessible est du ressort de la chirurgie; dans l'autre, au contraire, le rôle de l'art se trouve effacé.

En analysant les quelques observations publiées en détail ou relatées brièvement par les auteurs, sur quinze, on trouve :

1° *Cinq malades guéris sans opération, savoir :*

Le malade de Lallemand, atteint d'un mal de Pott lombo-sacré (obs. 4).

Celui de J.-L. Petit (obs. 5), atteint d'une nécrose superficielle de l'ischion. Encore fut-il fait un débridement.

Celui de J. Cloquet. Le coccyx s'était fracturé en plusieurs points à la suite d'une chute sur le siége. Les fragments s'étaient cariés consécutivement. Des abcès considérables s'étant alors manifestés aux environs de l'anus, avaient entraîné en se vidant au dehors les fragments osseux altérés (obs. 7).

Gooch rapporte l'observation d'une petite fille, âgée de deux ans et demi, qui éprouvait une douleur horrible toutes les fois qu'elle allait à la selle, au point, qu'elle n'osait plus se remuer, et criait lorsqu'on voulait la changer de place. Ces accidents persistèrent jusqu'au moment où elle rendit par l'anus son coccyx, qui avait été frappé de nécrose. Cet enfant se rétablit ensuite parfaitement.

Enfin, Kerst, cité par Velpeau, relate encore un fait dans lequel le coccyx, entièrement détaché du sacrum, s'élimina peu à peu.

2° *Six malades ayant subi une opération* (le plus souvent, la résection de l'os carié).

Un cas de ce genre, appartenant à César Hawkins, se trouve consigné dans la *Gaz. méd. de Paris*, 1832. Le malade avait une fistule à l'anus qu'on se disposait à opérer, quand la rencontre d'un os dénudé au bout de la sonde fit changer d'avis. Hawkins fit alors une incision en arrière sur le sacrum, enleva tout ce qui était malade, c'est-à-dire le coccyx en totalité, avec une partie du sacrum; et quoique le rectum eût été perforé par l'abcès, la fistule fut guérie.

J.-L. Petit guérit l'un de ses malades (obs. 6) en lui réséquant les deux derniers segments du coccyx affectés de carie.

Chez un des malades de Ribes (obs. 2) une incision dut être pràtiquée pour l'extraction d'un séquestre provenant du bord supérieur de l'échancrure sciatique.

M. S. Duplay (obs. 1) a réséqué partiellement la branche descendante du pubis, extrait les séquestres, pour tarir une fistule à l'anus entretenue par une nécrose du pubis. La guérison fut complète.

Dans un cas de carie du coccyx, avec fistules symptomatiques autour de l'anus, Van Onsenort pratiqua l'extirpation du coccyx. La guérison s'en suivit. Elle fut rapide et sans accidents.

Dans l'observation inédite que nous publions, M. Verneuil a suivi la même pratique. Il a réséqué le cocyx carié. Les fistules ossifluentes se sont fermées (obs. 8). Toutefois, une opération secondaire destinée à compléter la première a été nécessaire.

On peut citer un cas de mort. L'observation appartient à Ribes (obs. 3).

Trois faits dont Velpeau fait mention (*Anatomie chirurgicale*) ont eu une terminaison inconnue.

Traitement. — Dans l'observation rapportée par Lallemand, où il s'agit d'une carie vertébrale avec fistule rétro-périnéale symptomatique, ayant six ans de date, trente cautères furent appliqués sur la région lombaire, dans l'espace de huit mois. L'auteur est resté convaincu que c'est à eux que le malade dut sa guérison.

Dans des cas de ce genre, la médication reconstituante, les applications révulsives locales, la prothèse, seront les seules ressources à opposer à la maladie.

Ce ne serait pas s'avancer beaucoup que de proclamer l'insuccès presque constant des injections modificatrices dans les trajets, aidées ou non du drainage. A la vérité, certains des liquides employés en pareil cas ont l'avantage de désinfecter le foyer et de prévenir la putridité du pus. Chez notre malade de la Pitié, les injections de teinture d'iode ont semblé produire un effet favorable; mais l'amélioration ne s'est pas maintenue. Je crois qu'on aurait tort d'établir un fondement solide sur ce traitement. Recherche-t-on l'action irritante des substances injectées, dans le but d'obtenir l'oblitération des trajets et des orifices : on n'y parvient pas; par la raison bien simple qu'avant de combattre les effets, il eût fallu s'adresser à la cause. En espère-t-on un travail d'élimination du côté de l'os, devant aboutir à la séparation des parties malades d'avec les parties saines : on obtient rarement le résultat attendu, à moins que la lésion ne soit très-superficielle. En résumé, l'échec de cette thérapeutique oblige, le plus souvent, le chirurgien à recourir à d'autres moyens d'une efficacité moins contestable.

On a encore conseillé la cautérisation. La plus efficace assurément, aurait pour agent le cautère actuel. Mais le résultat est toujours incertain, le plus souvent incomplet. D'ailleurs, les indications en sont fort restreintes. Il est bien évident qu'on ne peut demander à la cautérisation le soin de provoquer, dans les tissus, le violent travail inflammatoire qu'exigerait la guérison, par ce moyen, d'une altération étendue en surface ou en profondeur ; à plus forte raison, d'une altération de la totalité d'un os. Son emploi nécessite des conditions toutes spéciales : à savoir, le peu de profondeur de l'os et le peu d'étendue de la lésion.

L'incision simple n'est admissible que dans les cas où l'on se propose de favoriser l'issue au dehors d'une esquille ; ou encore, s'il s'agit d'une nécrose superficielle, susceptible de s'exfolier. C'est ainsi que Ribes retira un fragment osseux détaché du bord supérieur de l'échancrure sciatique. L'incision simple dans la direction de l'ischion, faite par J.-L. Petit, détermina l'exfoliation au bout d'un mois d'une portion d'os de la grandeur de l'ongle.

Le seul traitement sur l'efficacité duquel l'expérience se soit prononcée, c'est la résection. J.-L. Petit, Hawkins, Van Onsenort ont pratiqué celle du coccyx atteint de carie, avec un plein succès. Lorsqu'il est applicable, le traitement par l'extirpation ou plutôt par la résection du tissu osseux malade est le moyen par excellence. Quand les autres ont tour à tour échoué, celui-ci réussit presque sûrement à amener la guérison définitive.

J'ai dû me borner, dans ce travail, à l'exposé des indications et du manuel opératoire de la résection du coccyx. Il est bien évident qu'il faudrait réséquer de même les branches pubiennes (Duplay), l'ischion, si l'indication en était fournie par le siége du mal.

CHAPITRE II.

De la résection du coccyx, et de ses indications.

Sous ce titre, mon but est d'étudier dans ce chapitre :

I. Les états pathologiques du coccyx, susceptibles d'en nécessiter la résection.

II. L'anatomie et la physiologie du coccyx, comme préface à la description du procédé opératoire de résection.

III. Je terminerai par quelques courtes considérations sur les opérations, se pratiquant au devant de la pointe du coccyx, entre cet os et l'anus, qui peuvent parfois être singulièrement facilitées par son excision.

I. *Maladies du coccyx*. — Il serait superflu de retracer ici l'histoire déjà exposée de la *carie* de cet os.

Ses *fractures* sont rares, non pas tant à cause de la mobilité de ses pièces, soudées déjà dans l'âge adulte, que de sa situation dans l'intervalle des muscles fessiers. Le relief qu'ils forment en arrière lui permet d'échapper, dans un bon nombre de cas, à l'impulsion des corps extérieurs. Malgaigne (*Journ. de chirurgie*, 1846) en cite un exemple confirmé par l'autopsie. Son blessé n'avait que 37 ans.

Quoique peu importante au premier abord, la fracture du coccyx est cependant parfois suivie d'accidents assez graves : elle peut ne pas se borner aux douleurs éveillées par la défécation et par la marche ; l'inflammation peut s'emparer des parties environnantes et produire de vastes abcès au périnée, la nécrose de l'os, etc. Dans ces circonstances, la nécessité de la résection s'impose.

Coccyodynie. — Affection du coccyx dont l'histoire trouve ici sa place, en raison du seul traitement auquel elle cède dans les cas rebelles.

C'est à Simpson que revient l'honneur d'avoir bien décrit et avec détail cette affection singulière.

Cependant déjà en 1844, le Dr Nott, chirurgien américain, publiait une observation de névralgie du coccyx (c'était le nom qu'il donnait à la maladie), occasionnant des douleurs atroces, et contre laquelle toutes les ressources de la thérapeutique étaient venues échouer sans la modifier en rien. C'est à ce point qu'en présence de l'inutilité absolue des moyens réputés les plus efficaces, il se décida à pratiquer la résection du coccyx. Il incisa directement sur l'os, rompit ses attaches musculaires et ligamenteuses, en pratiqua ensuite la désarticulation, puis l'extraction. Examiné aussitôt, il fut trouvé carié, comme évidé, et réduit à une coque osseuse. Durant les premières heures qui suivirent l'opération, il y eut de vives souffrances, que la morphine donnée à haute dose ne parvint pas à calmer sensiblement. Cependant peu à peu l'intensité de la douleur commença à diminuer. La cicatrisation marcha régulièrement et fut obtenue au bout d'un mois. A ce moment, la malade était délivrée de ses horribles douleurs passées (*Journal de médecine* de la Nouvelle-Orléans, mai 1844 (1).

Le mémoire de Simpson de 1859 (*Medical Times*) est un des travaux les plus importants qui aient été écrits sur la matière. On y trouve exposés les symptômes saillants de la maladie et les divers traitements qui lui sont applicables.

Le mémoire est tout entier à citer ; nous en donnons les principaux passages, en commençant par l'observation qui sert de thème aux développements dont elle est suivie :

OBSERVATION.

C. F..., blanchisseuse, femme de 40 ans, sans enfants, santé bonne jusqu'à il y a deux ans. Menstruation régulière. A cette époque, menstruation plus fréquente et douloureuse, accompagnée d'une faiblesse croissante. Il y a six ou huit mois, à la suite d'une ménorrhagie abondante ayant duré trois semaines, elle vint me trouver. En dehors des pertes sanguines et pendant les intervalles, elle se plaignait d'une leucorrhée fétide et aussi de douleurs lancinantes dans le dos et le bas-ventre.

Elle était très-émaciée, cachectique, et mon neveu le Dr A.

(1) Cette note m'a été communiquée par mon excellent ami le Dr A. de Roaldès, chirurgien à la Nouvelle-Orléans.

Simpson, qui la vit à ce moment, lui trouva le col utérin élargi, induré, ulcéré, présentant des végétations en choux-fleur et saignant facilement.

L'ulcération et l'induration s'étendaient au delà du col dont l'amputation fut jugée inutile. On appliqua, à plusieurs reprises, du sulfate de zinc qui eut pour effet de faire disparaître presque entièrement l'ulcération, dont la cicatrice a très-bon aspect aujourd'hui.

La malade peut être regardée comme guérie de son affection utérine. La menstruation, régulière, reste considérable.

Au moment où ces symptômes s'amélioraient, cette malade, étant demeurée quelque temps assise sur la terre humide, se plaignit d'une douleur subaiguë siégeant dans l'extrémité inférieure de la colonne. Un traitement par les narcotiques, institué pendant trois semaines, n'eut aucun résultat. La douleur augmentait toujours et l'empêchait de s'asseoir autrement que sur un seul côté, ce qui était même très-douloureux. A l'examen, on trouva que le coccyx était très-droit et très-long, de sorte qu'il descendait très en arrière et en bas, tandis que l'extrémité, coudée, sentie à travers le rectum, se portait en avant. *Toute pression du coccyx, tout mouvement dans n'importe quelle direction produisaient de la douleur.*

Des injections de morphine furent faites sans résultat. On fit ensuite l'isolement du coccyx au moyen d'une incision sous-cutanée des muscles et des ligaments.

Elle partit; mais, après trois ou quatre semaines, elle revint, ne se trouvant pas mieux. J'ai enlevé alors les deux derniers segments du coccyx en incisant la peau et sectionnant l'os avec des pinces incisives, après quoi la portion séparée a été poussée à travers la section par le doigt d'un aide, introduit dans le rectum. Les bords de l'incision furent rapprochées par deux sutures métalliques qui furent enlevées quelques jours après. Aujourd'hui la cicatrisation est presque complète.

Autrefois, avant de bien connaître la nature de la maladie je faisais usage de différents remèdes et moyens de traitement pour soulager mes malades. L'opium, la belladone, l'hyosciamine, furent administrés intérieurement et localement, mais en général le soulagement était momentané.

Supposant que les douleurs pouvaient bien être de nature arthritique, je fis le traitement approprié.

J'instituai en d'autres cas un traitement antinévralgique, mais en général aucun de ces moyens ne paraissait donner une guérison complète, excepté dans un nombre de cas fort restreint.

Il est des cas où la douleur paraît se rapporter à une inflammation aiguë, probablement de l'articulation sacro-coccygienne ou de quelques-unes des articulations du coccyx même, et dans ces cas j'ai obtenu de bons résultats de l'application de sangsues et des révulsifs ; le malade était condamné au repos et soumis à un traitement antiphlogistique. J'ai essayé quelquefois les aiguilles à acupuncture, et assez souvent j'ai fait des injections hypodermiques de morphine, mais rarement ce traitement a réussi à calmer la douleur, jamais à produire la guérison.

Toute sorte de traitement constitutionnel, et presque toutes les applications locales sont le plus souvent sans utilité, et le seul moyen de guérison radicale (heureusement ce traitement réussit presque toujours), c'est la *séparation complète* du coccyx d'avec les *tendons musculaires* et *fibreux* avec lesquels il y a des connexions. Pour le faire, il faut introduire un ténotome au-dessous de la peau à une petite distance de la pointe du coccyx, le faire passer sur la face postérieure de l'os et alors couper les attaches tendineuses et musculaires, d'abord d'un côté, puis de l'autre et enfin tout autour de l'extrémité du coccyx. Il n'est pas essentiel dans tous les cas de faire une incision aussi complète que je viens de vous l'indiquer. Dans quelques cas, il suffira de diviser les fibres du grand fessier d'un côté ou de l'autre ou de détacher le sphincter et le releveur de l'anus, du coccyx. Cette opération est simple, facile et rapide, elle se fait sans hémorrhagie avec peu de douleur, et dans la plupart des cas elle est suivie d'une guérison complète.

Exemple. L'histoire de trois femmes : la première, à la suite d'un exercice à cheval, souffrit pendant trois ans. Elle fut guérie en isolant l'os coccyx des tissus environnants au moyen d'un ténotome.

Deuxième cas. Seulement le couteau se cassa, la partie brisée resta dans la plaie sans entraver la guérison.

Troisième cas. Une femme souffrait depuis dix-sept ans. On isola le coccyx de la manière décrite : elle est aujourd'hui bien portante.

Dans certains cas, ce traitement de division, même le plus complet, des tissus a été insuffisant, comme dans le cas de la femme qui fait l'objet de notre leçon, et où j'ai eu à pratiquer l'extirpation d'une partie du coccyx. Cette résection de quelques segments du coccyx fut décidée sans hésitation, parce que chez elle quelques-uns *paraissaient ankylosés* et en même temps le coccyx descendait très-bas et sa pointe était coudée en avant.

Faisant une incision de 2 pouces de longueur, j'ai mis l'os à nu et l'ai séparé des parties molles. Je l'ai coupé entre les deuxième et troisième vertèbres. Ses deux derniers segments ont été faciles à enlever. (J.-Y. Simpson, *Medical Times*, 1859.)

Sur les 24 cas, rassemblés par Scanzoni, 10 guérirent par le repos, l'évacuation régulière du rectum, les sangsues sur le coccyx, les bains de siége tièdes, les injections sous-cutanées de morphine, 9 furent améliorés, 3 furent perdus de vue, enfin, 2 demeurèrent absolument rebelles. On recula devant la dernière ressource qu'il restait à leur opposer, c'est-à-dire la résection de l'os.

II. *Anatomie. — Physiologie du coccyx. — Manuel opératoire pour la résection de cet os.* — Superficiel, situé immédiatement au-dessous du sacrum, de structure spongieuse comme lui et comme lui susceptible de se carier, de forme triangulaire, le coccyx se compose de quatre pièces, rarement de trois ou de cinq. La configuration de sa première pièce doit être connue, en ce qu'elle peut servir de point de repère dans la résection totale du coccyx. Elle présente des deux côtés une apophyse transverse, courte, dirigée obliquement en dehors et à sa face postérieure, deux apophyses dirigées en haut (cornes du coccyx).

Son extrémité inférieure ou sommet donne attache au tendon du sphincter de l'anus et à quelques fibres du releveur. Ces dernières exercent un effet puissant et direct d'élévation sur la pointe du coccyx, toutes les fois qu'une action énergique et combinée de tous les muscles du bassin devient nécessaire, comme dans la défécation et la toux. Par ses bords, le coccyx reçoit l'insertion d'une portion des ligaments grand et petit sciatique et celle du muscle ischio-coccygien. Ce sont les attaches les plus solides de cet os avec les autres pièces du bassin.

Sur sa face postérieure, s'implantent quelques-unes des fibres tendineuses et musculaires des muscles grands fessiers. Un tissu cellulaire dense, peu susceptible de s'enflammer, l'unit à la peau par l'intermédiaire de tractus fibreux.

Sa face antérieure est en rapport avec du tissu cellulaire abondant qui la sépare du rectum. La petite région étendue de la pointe du coccyx à la commissure postérieure de l'anus, limitée latéralement par le relief des muscles fessiers, est devenue fort intéressante à étudier depuis que d'habiles opérateurs ont démontré victorieusement l'avantage qu'il y a de se frayer une voie en arrière, pour arriver sur le rectum.

Elle est traversée par des filets très-grêles de l'artère sacrée moyenne et par quelques branches nerveuses du plexus sacré. En raison de l'absence de vaisseaux importants sur la ligne médiane, c'est dans cet intervalle que l'on manœuvre, dans le procédé d'extraction de l'extrémité inférieure du rectum, imaginé par Denonvilliers; de même aussi, dans le procédé d'Amussat, pour l'établissement d'un anus artificiel chez les enfants qui naissent imperforés (méthode périnéale).

Les artères en rapport avec la face antérieure du coccyx sont : la sacrée moyenne qui, devenue extrêmement grêle au niveau de la base du coccyx se bifurque pour s'anastomoser en arcade avec les sacrées latérales. Les sacrées latérales, qui longent les bords du coccyx, et s'anastomosent au-devant de cet os avec la sacrée moyenne.

Chez l'adulte, le calibre de ces vaisseaux, bien que réduit à de petites dimensions, est encore suffisant pour en nécessiter la ligature, quand on vient à les entamer dans le cours d'une opération, surtout si l'os est affecté de carie ou d'ostéite, auxquels cas leurs dimensions peuvent être doublées et même triplées. Chez l'enfant, ces artères sont de si petit volume, que leurs blessures peuvent être négligées, sans qu'il y ait lieu de redouter l'hémorrhagie.

Procédé opératoire. — La méthode sous-cutanée de Simpson, exposée dans le passage cité plus haut de son mémoire, n'est pas, à vrai dire, une résection telle que nous l'entendons. C'est une ténotomie dont l'idée a été inspirée à ce chirurgien par sa manière de concevoir la nature de la maladie à laquelle il l'a opposée. Elle vise à isoler l'os de ses attaches périphériques, dans le but de le soustraire à l'action des muscles, sans le détacher complètement ni l'extraire. Cette méthode a donc des indications toutes spéciales. Elle ne doit pas nous arrêter.

Nous décrirons seulement la résection vraie ou extraction soit partielle, soit totale de l'os coccyx.

Un lavement sera donné quelques heures avant l'opération, afin de vider le rectum.

Au moment d'entreprendre l'opération, le mal-ade sera couché sur le ventre, le bassin soulevé par un oreiller, de façon à ce que le siége soit saillant. Quant à la tête, elle doit reposer sur l'un ou l'autre côté, afin que le chloroforme puisse être donné sans difficultés.

L'anesthésie obtenue, le chirurgien explore à nouveau la région, avant de suivre une ligne de conduite déterminée. S'il s'agit d'une carie, avec fistules multiples au périnée, il écarte soigneusement les fesses, afin de procéder à un examen approfondi des lésions qui s'y trouvent. Au moyen de la sonde cannelée, il explore tous les trajets. L'index dans le rectum, il recherche s'il n'existe pas une communication avec la cavité de l'intestin. Toutes les fistules cutanées, toutes celles qui remontent du côté de l'os sont tour à tour incisées par le bistouri ou embrassées dans l'anse de la chaîne d'écraseur. S'il existe un trop grand nombre d'orifices, pour ne pas labourer tout le périnée d'incisions, on remet à une séance ultérieure le soin de compléter les débridements. Quoi qu'il en soit, les principaux trajets une fois détruits, le doigt est introduit dans le fond de la plaie pour reconnaître l'état de l'os, l'étendue de ses altérations. D'après les données fournies par cette exploration, le chirurgien commence alors à pratiquer la résection du coccyx. Par l'incision des fistules provenant de l'os, incision qu'il est libre de prolonger en haut, si c'est utile, il a déjà une voie toute créée pour arriver jusqu'à lui. Un bistouri, promené le long des parties latérales du coccyx, sectionne les liens fibreux qui s'y attachent. Dès lors, libre d'adhérences sur les côtés, l'os ne tient plus que par sa base qui est finalement séparée du sacrum, au moyen de la pince incisive. Ainsi détaché, le coccyx est alors emporté avec les doigts ou à l'aide du davier. Si une artère est ouverte, on la comprend dans une ligature; ou si, en raison de sa profondeur, on éprouve par trop de difficultés à la lier, après avoir essayé du fer rouge comme hémostatique inutilement, on laisse une pince, entre les mors de laquelle est saisie l'artère, au fond de la plaie.

Les trajets fistuleux débridés ont été au fur et à mesure profondément cautérisés au fer rouge, bien moins encore pour en favoriser l'affrontement que pour éviter la phlébite et l'infection purulente, si communément observées, à la suite des opérations un peu graves, pratiquées en cette région.

Dans un cas où il a extirpé le coccyx atteint de carie, van Onsenoort s'y est pris de la manière qui suit : il fit une incision longitudinale à travers la peau, sur la ligne médiane, depuis la base jusqu'à la pointe. A la partie inférieure de cette première incision, il en fit une seconde transversale. Après avoir disséqué chacun des lambeaux triangulaires et mis à nu la surface postérieure, il dégagea la pointe, puis sépara de la face antérieure les parties molles adhérentes ; enfin, il désarticula le coccyx à son articulation avec celle du sacrum, puis en fit l'extraction. (Franz Ried. *Die resectionen*).

Simpson sépare en premier lieu, par section, la base du coccyx d'avec l'extrémité du sacrum ; la fait saillir entre les lèvres de la plaie, à l'aide du doigt introduit dans le rectum ; la fixe par une érigne et divise de la base à la pointe successivement toutes les attaches fibreuses.

Des boulettes de charpies soutenues par un bandage en T composent tout le pansement. La position du malade sur le côté, la liberté du ventre, seront d'utiles adjuvants de la guérison.

III. *De la résection du coccyx dans les procédés de Denonvilliers (excision de l'extrémité inférieure du rectum) et d'Amussat (anus périnéal artificiel, dans les malformations du rectum, chez les nouveau-nés.)*

A. Voici en résumé la description de la méthode de Denonvilliers :

L'incision du tégument s'étend de la pointe

du coccyx au ras de l'anus. Deux autres incisions demi-circulaires partent de l'extrémité antérieure de la première, séparent la peau de la muqueuse rectale et viennent se rejoindre en avant. Dans le dernier temps du procédé, l'opérateur achève la dissection du rectum sur cette incision circulaire, alors que déjà tout le segment qui doit être excisé ne tient plus que par ses connexions avec l'anus. Mais, avant d'en arriver là, l'intestin doit être fendu suivant son axe, à partir de la limite supérieure du mal ; la muqueuse mise ainsi à découvert doit être l'objet d'une exploration attentive, car il importe avant tout de ne pas laisser de noyaux cancéreux, sans les extraire en totalité. — Or, si la dégénérescence morbide s'étend un peu plus haut que d'habitude, si quelque incident opératoire vient augmenter les difficultés du temps assurément le plus délicat, à savoir l'excision du rectum dans sa portion saine et la dissection de sa paroi antérieure de haut en bas, ne vaut-il pas mieux se donner du jour du côté du coccyx que de s'exposer, en incisant à l'aveugle, au fond d'une plaie souillée par le sang et par les déjections, à blesser la prostate ou l'urèthre chez l'homme, la cloison recto-vaginale chez la femme. Par la résection de la première ou des deux premières pièces du coccyx, l'opérateur crée un champ opératoire plus étendu, ce qui lui permet d'introduire ses doigts aussi bien que les instruments avec une plus grande aisance. En sorte que, dans les cas laborieux, cette addition de la résection du coccyx au procédé constitue une ressource des plus utiles. Enfin, il ne peut en résulter aucun inconvénient, que je sache. Le dégat, minime, est réparé par l'application de deux points de suture au niveau de la commissure posterieure de la plaie.

B. Lorsqu'un chirurgien est en présence d'un cas d'imperforation ano-rectale, il doit avant tout chercher à rétablir l'anus dans sa situation normale. C'est le but que s'est proposé Amussat en instituant la méthode d'anus artificiel, dite périnéale.

Jusque dans ces derniers temps, on s'est contenté d'inciser depuis le scrotum ou la commissure vulvaire, jusqu'à la pointe du coccyx pour aller à la recherche de l'ampoule distendue par le méconium. Si ce moyen n'amenait aucun résultat, on pratiquait séance tenante ou après quelques heures l'entérotomie inguinale (méthode de Litre) ou l'entérotomie lombaire sous-péritonéale (méthode de Callisen), sans que les chirurgiens aient encore songé à la possibilité de se faire du jour en arrière par la résection du coccyx. Cette modification au procédé d'Amussat vient d'être étudiée, discutée et préconisée dans un récent mémoire, lu à la Société de chirurgie (mai 1873) (*Résection du coccyx, pour faciliter la formation d'un anus périnéal, dans les imperforations du rectum*, par le Dr Verneuil).

Les avantages de ce procédé nouveau sont

résumés à la fin du travail de la manière suivante :

La résection partielle du coccyx dans l'étendue d'un centimètre en moyenne atténue considérablement les difficultés relatives à la découverte du bout fermé de l'intestin, et à la fixation de ce bout ouvert aux bords de la plaie cutanée.

Elle permet, sans causer de dégâts notables, d'élargir beaucoup le champ opératoire, d'atteindre le rectum très-haut, de le fixer à la peau sans le tirailler, sans l'attirer en bas de vive force, sans le mobiliser par la section périlleuse de ses adhérences antéro-supérieures.

Elle dispense des recherches faites à l'aveugle dans la profondeur du bassin et met à l'abri de la blessure involontaire du cul-de-sac péritonéal et des voies urinaires.

Elle abrége notablement la durée totale de l'opération.

D'une exécution très-facile, elle ne paraît avoir entraîné jusqu'ici aucun danger qui lui soit imputable.

L'incision du coccyx n'est pas toujours nécessaire ; mais si après quelques recherches infructueuses, on ne trouve pas l'intestin dans l'incision cutanée, ou si, cet intestin trouvé paraît ne pas vouloir descendre facilement, il faut y recourir sans hésiter.

Observation I. — Fistule pelvi-rectale supérieure symptomatique d'une nécrose du pubis (corps et branche descendante). — Incontinence d'urine. — Extraction du séquestre par une incision au niveau de l'os malade. — Drainage du trajet. — Guérison.

(Observation communiquée par le Dr S. Duplay à M. Pozzi ; — insérée dans la thèse de ce dernier, 1873).

A..., âgé de 9 ans, me fut amené au mois de juin 1871 pour que j'eusse à donner mon avis au sujet d'une fistule anale qui persistait depuis environ deux ans.

Cet enfant, d'une bonne santé habituelle, d'un tempérament lymphatique, mais sans aucune manifestation scrofuleuse, a été atteint de chorée au mois de mars 1869. La maladie commençait à s'améliorer lorsque l'on s'aperçut de la présence sur le côté droit de l'anus d'un abcès dont le développement ne peut être rattaché à aucune cause appréciable.

Cet abcès s'ouvrit spontanément au mois de juin et resta fistuleux. Un chirurgien consulté à ce moment, fit le 3 août une opération qui semble avoir consisté dans un simple débridement de la marge de l'anus; des mèches furent introduites régulièrement comme après l'opération de la fistule, mais ce traitement demeura sans résultat, et l'écoulement du pus persista avec la même abondance.

Les parents consultèrent alors un autre chirurgien des hôpitaux qui reconnut un décollement, pratiqua, le 30 septembre, un nouveau débridement vers le rectum, plaça des mèches, fit des injections iodées, mais ne put réussir à amener la cicatrisation de la fistule qui fournissait une quantité de pus chaque jour plus considérable.

L'enfant fut alors soumis à un traitement général scrofuleux, et aucune tentative opératoire nouvelle ne fut faite. Vers le mois de mars de l'année 1870, on vit apparaître une incontinence d'urine, d'abord légère, et qui se produisait seulement lorsque l'enfant faisait quelque effort, mais qui ne tarda pas à devenir tellement accusée que le malade perdait involontairement ses urines aussitôt qu'il était debout. Cet état persista pendant une année sans qu'on cherchât à y remédier. Toutefois la santé générale commençait à s'altérer, et c'est dans ces conditions que l'enfant fut soumis à mon examen à la fin du mois de juin 1871.

Sur le bord droit de l'orifice anal et empiétant sur la face muqueuse du rectum, se trouve une ouverture fistuleuse qui fournit un écoulement abondant de pus, et qui admet facilement une sonde cannelée ordinaire.

Celle-ci pénètre de bas en haut à une profondeur de 3 à 4 centimètres, mais ne peut aller plus loin ; d'autre part, il est impossible de découvrir aucun orifice du côté de la face interne du rectum. On constate même, dès ce premier examen, que la sonde est séparée du doigt introduit dans le rectum par une épaisseur de parties molles relativement considérable, et que l'extrémité de l'instrument s'éloigne plutôt qu'elle ne se rapproche de la paroi rectale.

Je soupçonnai de suite l'existence d'une lésion osseuse. Quoiqu'il me fût impossible d'insinuer la sonde plus profondément, ni de sentir une surface osseuse dénudée, indépendamment de la longue durée de la maladie et de l'abondance de la suppuration qui devait faire supposer quelque altération du côté du squelette, je constatai que la région correspondant au pubis et à la branche descendante du côté droit était douloureuse à la pression.

Enfin, en cherchant à me rendre compte de la cause de l'incontinence à l'aide du cathétérisme, je reconnus que la contractilité de la vessie était intacte, et que l'incontinence devait être due à quelque action mécanique sur le col de la vessie.

On prescrivit pendant quelque temps des injections avec la teinture d'iode, puis avec la liqueur de Villate, et bien que ces injections fussent conduites aussi profondément que possible, à l'aide d'une sonde introduite dans le trajet fistuleux, elles n'amenèrent aucun résultat satisfaisant.

Pénétré de la conviction qu'il existait une lésion osseuse, je renouvelai les explorations, si bien que je fus assez heureux pour insinuer un jour la sonde plus profondément que d'habitude, et en suivant un trajet légèrement concave en avant, de 8 à 9 centimètres de longueur, j'arrivai à sentir une surface osseuse dénudée, rugueuse, qui semblait correspondre à la face postérieure du pubis droit; je crus même percevoir une certaine mobilité.

Dans le but de rendre le trajet plus direct et de faciliter les explorations, voire même l'extraction d'un séquestre, on introduit pendant quelques jours des tiges de laminaria. Quoique l'on ait obtenu une légère dilatation, il fut encore impossible de s'assurer nettement de la mobilité d'un séquestre, et d'ailleurs les tentatives d'extraction avaient déterminé de vives douleurs accompagnées de fièvre.

L'état général était assez mauvais; les fonctions digestives se faisaient mal; l'enfant maigrissait, et il me sembla dangereux d'insister à ce moment sur l'emploi des moyens chirurgicaux.

Sur mon conseil, le petit malade fut envoyé au bord de la mer, et, après un séjour de trois mois, du mois d'août au mois d'octobre, il revint en parfaite santé, mais son état local était toujours le même. Je ne fus appelé à l'examiner de nouveau que vers la fin de novembre, et cette exploration amena la découverte d'un fait extrmêmement important.

La sonde ayant été introduite jusqu'au point osseux dénudé, et tandis que je cherchais la mobilité en poussant l'instrument de bas en haut, je sentis manifestement avec la main gauche appliquée sur la région du pubis des mouvements de soulèvement communiqués par la sonde. Les mouvements, quoique très-profonds, étaient manifestes et furent constatés par mon ami le Dr Lapra, médecin de la famille.

D'après ce symptôme, je déclarai qu'il existait un séquestre mobile, et qu'en raison de la difficulté de l'extraire par le trajet long et sinueux qui venait s'ouvrir à l'anus, il était parfaitement indiqué de se créer une voie plus directe en mettant à nu la région du pubis. Ce procédé avait du reste l'avantage de permettre, dans le cas où le pubis serait malade, d'en pratiquer l'évidement ou même de faire une résection partielle.

L'opération que je proposai fut acceptée, non sans peine, et pratiquée seulement le 9 décembre 1871, avec l'aide du Dr Lapra et de MM. Despine, Lebail et Gaurier, élèves de l'hôpital Beaujon. L'enfant étant chloroformé et la sonde introduite par la fistule et poussée jusqu'à la portion osseuse dénudée, une incision de 3 centimètres est pratiquée suivant le bord supérieur du pubis jusque vers la symphyse, puis une seconde incision d'égale longueur, partant de l'extrémité interne de la première, est conduite le long de la branche descendante du pubis, de manière à circonscrire un lambeau triangulaire permettant de mettre largement à nu le pubis. Après la division de la peau et du tissu cellulo-graisseux très-abondant, j'arrive sur la face antérieure du pubis, et je sens de plus en plus distinctement l'extrémité de la sonde qui ne me paraît plus séparée du doigt que par une mince épaisseur de parties molles. Je dénude l'os à ce niveau, et le bec de la sonde apparaît à l'extérieur, traversant un orifice arrondi dont les bords sont épaissis.

J'élargis un peu cette ouverture avec une gouge, et je puis alors introduire le petit doigt dans une cavité assez spacieuse et sentir un séquestre entièrement isolé, que je saisis avec une pince et que j'extrais assez facilement. Une nouvelle exploration me fait découvrir plus profondément un second séquestre également isolé et mobile dont l'extraction est faite avec plus de difficultés en m'aidant de la sonde cannelée et en la poussant de bas en haut.

En examinant avec soin l'intérieur de la cavité qui renfermait ces séquestres, nous nous assurons qu'il ne reste plus aucun corps étranger, que le pubis est parfaitement sain, quoique manifestement augmenté d'épaisseur.

Un tube à drainage est introduit dans toute la longueur du trajet et ses extrémités nouées à l'extérieur. Je réunis ensuite la plaie par quelques points de suture, de manière à en diminuer l'étendue.

Les deux séquestres qui ont été extraits et qui présentent entre eux la plus grande ressemblance sont oblongs et mesurent 3 centimètres environ dans leur plus grand diamètre, et 1 centimètre et demi dans leur petit diamètre; ils sont extrêmement irréguliers et poreux.

Les résultats de l'opération furent des plus satisfaisants. La suppuration diminua très-rapidement sous l'influence d'injections quotidiennes à travers le tube à drainage. Au bout de trois semaines, la quantité de pus était si peu considérable, que je crus pouvoir enlever le tube.

Quelques jours après, la fistule anale était complètement

oblitérée et ne fournissait plus une goutte de pus. La plaie de la région pubienne, notablement rétrécie, suppurait encore, mais en petite quantité. Elle ne fut entièrement cicatrisée que dans les premiers jours du mois de mars 1872.

Déjà l'enfant se levait depuis plus d'un mois, et l'on avait constaté qu'il ne perdait que rarement les urines ; cet accident cessa de se produire au moment où la cicatrisation fut complète.

J'ai revu le petit opéré plus de six semaines après l'opération ; il jouit d'une excellente santé, il se livre sans gêne à tous les jeux de son âge, et il n'a jamais reçu aucune atteinte de son incontinence d'urine.

Obs. II. — Abcès de la marge de l'anus, symptomatique d'une nécrose du bord supérieur de l'échancrure sciatique. — Ouverture. — Guérison.

(Ribes. Mémoires de la Société médicale d'émulation.

Un lieutenant reçut dans le milieu de la fesse droite une balle qui emporta une partie du bord supérieur de l'échancrure ischiatique, alla dans le bassin et pénétra dans l'intestin rectum. — Ce militaire perdit beaucoup de sang par la plaie et par le rectum. Cependant la crainte de tomber entre les mains de l'ennemi doubla son courage, il marcha encore plus de trois heures sans s'arrêter et ne ressentant pas une grande douleur ; mais arrivé à la station et après s'être reposé un peu, il éprouva une forte tension douloureuse de la fesse et de tout le membre du côté blessé ; le ventre était aussi un peu tendu et douloureux. Il fut transporté à l'hôpital que je dirigeais. Il fut saigné. Il y avait plusieurs jours qu'il n'était pas allé à la garde-robe quoiqu'il rendît du sang par le rectum, mais le sixième jour il fut pris d'un léger dévoiement qui entraîna la balle avec les matières fécales : la plaie extérieure suppura beaucoup. Il rendit aussi du pus et matières sanguinolentes par l'intestin et au bout de six semaines il paraissait complètement guéri et prêt à quitter l'hôpital lorsque la partie droite du périnée se gonfla, devint dure et douloureuse. La peau de cette partie qui était d'un rouge bleuâtre semblait annoncer un dépôt gangréneux. Je crus que l'ouverture faite au rectum par la balle avait livré passage à des matières fécales, et que celles-ci donnaient lieu à un abcès stercoral. Cette tumeur étant devenue molle et fluctuante, j'y plongeai le bistouri; il en sortit une grande quantité d'un pus très-fétide. La sonde et le doigt introduits dans le foyer ne découvrirent point l'ouverture faite au rectum par la balle, et je remarquai que les parois de l'intestin avaient acquis de l'épaisseur; mais au bout de quelques jours il sortit par l'ouverture de l'abcès des lambeaux de vêtements et environ un mois après, je retirai un fragment d'os qui appartenait à la partie supérieure de l'échancrure ischiatique. Cette portion osseuse était circulaire et rugueuse dans les trois quarts de sa circonférence, tandis que l'autre quart était égal, presque lisse, ou plutôt légèrement échancré.

Après sa chute la suppuration diminua peu à peu et le malade ne tarda pas à être complètement guéri.

La sortie de la balle par le rectum chez le militaire qui fait le sujet de cette observation, ne permettait pas de douter que cet intestin ne fût lésé, aussi lorsque le dépôt phlegmoneux se fut manifesté, je le regardai sur-le-champ comme un abcès stercoral; mais après l'ouverture du dépôt, lorsque je vis sortir des morceaux de vêtements, et surtout la portion d'os, je changeai en partie d'opinion. Un an après la guérison était complète.

Obs. III. — Fistule de la marge de l'anus, symptomatique d'une carie de la dernière vertèbre dorsale et de la première lombaire. — Autopsie.

(Ribes. Mémoire cité).

Un militaire, âgé de 30 ans, languissait depuis plusieurs années, souffrant de douleurs intolérables dans la région des lombes, principalement du côté droit. Il n'y avait ni rougeur, ni gonflement à la partie, et même, si l'on touchait le lieu affecté les douleurs n'en étaient pas augmentées : mais le malade ne pouvait se mouvoir, surtout en certains temps, sans en ressentir de très-vives. Ce militaire avait d'ailleurs très-bon appétit, son teint n'était pas trop décoloré. Les souffrances qu'il éprouvait le firent tomber dans la tristesse, la mélancolie et l'amaigrissement. On n'avait qu'une idée vague de la nature du mal, lorsqu'un jour il s'aperçut qu'il avait une grosseur sur la moitié droite de la marge de l'anus et du périnée. On examina cette tumeur; on la trouva molle, fluctuante dans toutes ses parties et absolument indolente. Les douleurs des lombes étaient tellement diminuées, que le malade n'y faisait plus attention et se croyait à la veille de sa guérison. Le refus qu'on lui fit d'ouvrir ce dépôt l'inquiéta un peu; mais trois semaines ou un mois après son apparition, l'abcès s'ouvrit spontanément, et le pus s'écoula en grande quantité.

On examina la partie; on la trouva affaissée et percée à un pouce environ de la marge de l'anus, d'une ouverture circulaire, comme si elle avait été faite par un coup de trocart. La peau autour de cette ouverture n'était ni rouge ni animée; mais au bout de quelque temps, la circonférence du dépôt prit de la dureté, la suppuration diminua, sans tarir complètement, et quoiqu'on dût avoir la presque certitude que l'ouverture ne communiquait pas avec l'intestin, on prétendit cependant qu'il y avait fistule à l'anus. En conséquence on introduisit une sonde, on la dirigea vers le rectum, dans lequel on avait aussi introduit un doigt; mais on s'aperçut bientôt que la paroi de cet intestin loin d'être perforée ou amincie, avait au contraire augmenté d'épaisseur, et l'on resta persuadé qu'il n'y avait point de fistule au rectum. On ne tarda pas à être complètement convaincu, car le malade alla en amaigrissant, tomba dans le marasme et finit par mourir.

L'ouverture du corps fut faite; voici ce qu'on observa :

La peau de toute partie droite du périnée et de la portion antérieure gauche était entièrement dénudée. Le muscle releveur de l'anus était éraillé et laissait passer la suppuration. Au-dessus de ce muscle se trouvait un foyer qui abreuvait le col de la vessie et la partie droite de l'intestin rectum, dont les parois étaient considérablement épaissies. Une fusée suivait les vaisseaux hypogastriques, se continuait tout le long du bord interne du psoas jusqu'à l'extrémité supérieure de ce muscle, et conduisant à une profonde carie qui avait détruit une portion du corps de la dernière vertèbre dorsale et la première lombaire.

La substance fibro-cartilagineuse placée entre ces deux vertèbres avait éprouvé très-peu d'altération.

Obs. IV. — Lallemand, Archives de médecine, 1835.

Abcès par congestion simulant pendant six ans une fistule à l'anus.

Jean Didier, n'avait éprouvé aucune maladie grave jusqu'à l'âge de 19 ans, époque où son membre inférieur gauche devint pendant quatre mois le siége d'une tuméfaction douloureuse, terminée par l'apparition *au côté gauche de l'anus d'une tumeur* du volume d'une noix qui suppura et se transforma en une fistule dont la suppuration augmenta peu à peu. A cela près Didier jouissait des apparences de la meilleure santé au point qu'il ne put se faire réformer et fut placé dans le 2e régiment d'infanterie à 22 ans, trois ans après l'apparition de sa fistule.

Pendant trois autres années il fit son service régulièrement, quoiqu'il éprouvât des douleurs au dos et aux lombes. Enfin, en octobre 1832, il vint à l'hôpital de Montpellier pour se faire opérer de sa fistule. Il avait alors 25 ans et sa fistule existait depuis six. Une sonde introduite dans le trajet fistuleux arriva jusqu'au rectum sans rencontrer d'ouverture interne. Après plusieurs explorations infructueuses je me décidai à perforer l'intestin dans un point où il était très-aminci et j'incisai comme à l'ordinaire les parties molles embrassées par la sonde.

Quelques jours après l'opération, il se manifesta autour de la fistule de la tuméfaction ; elle s'étendit peu à peu et au bout d'un mois elle occupait toute la fesse gauche : la peau était décollée, violette ; il existait une fièvre continue qui s'exaspérait tous les soirs, et beaucoup de gêne dans les mouvements du membre.

Le 4 décembre en explorant la plaie fistuleuse, j'y trouvai un petit fragment d'os, et je crus qu'il avait été entraîné là par les matières fécales. Le lendemain je pratiquai une ponction à la tumeur de la fesse : il en sortit un pus très-fétide qui noircissait la sonde en argent. Trouvant la peau décollée dans une grande étendue du côté de la fistule, je l'incisai crucialement pour trouver la communication de cet abcès avec le trajet fistuleux et je rencontrai dans plusieurs points de nouveaux fragments osseux. Leur nombre et leur aspect me firent examiner la colonne vertébrale, et il me fut facile de constater qu'elle présentait une courbure anormale vers le milieu du dos, et une saillie bien prononcée de l'apophyse épineuse de la deuxième vertèbre des lombes. Le sacrum était lui-même très-proéminent, ce n'était donc pas une fistule ordinaire qui existait depuis six ans, mais un abcès par congestion dont il fallait combattre la cause.

La fièvre s'exaspérait tous les soirs, des cautères sont appliqués avec insistance dans la région lombaire. Apparition d'une nouvelle tumeur à l'aine, le 11 février. Les jours suivants gonflement de la cuisse. Redoublements fébriles.

12 mars. La pression de la tumeur de l'aine fait sentir un gargouillement dû à la présence de l'air et détermine la sortie du pus par les fistules de la fesse.

Le 18. Ouverture spontanée d'un abcès, à la partie interne et supérieure de la cuisse, ponction de la tumeur de l'aine, issue d'un pus ichoreux et infect mêlé de gaz très-fétides. Diminution de la suppuration par les fistules de la fesse.

1er avril. Cicatrisation de la fistule de l'aine; flexion permanente de la cuisse.

Le 24. Diminution de la suppuration. Retour de l'appétit. Mouvements plus faciles de la cuisse.

Dans le mois d'août, la cicatrisation des fistules s'opère successivement, la guérison est complète.

Trente cautères ont été appliqués dans l'espace de huit mois. C'est à eux qu'il faut attribuer la guérison.

Obs. V. — Fistules à l'anus symptomatiques d'une carie de l'ischion. — Guérison.

(J.-L. Petit. Traité des maladies chirurgicales).

Mon malade avait une fistule à l'anus à laquelle on avait déjà fait trois fois l'opération. Etant regardée comme incurable, il la portait depuis deux ans sans que personne eût osé tenter une quatrième opération.

Il y avait trois trous fistuleux à la marge de l'anus, par l'un desquels je conduisis ma sonde jusqu'à la partie interne de la tubérosité de l'ischion que je trouvai découverte ; les deux autres ouvertures réunies, perçaient le rectum dans le milieu du sphincter. Je jugeai l'opération nécessaire et possible et quoique le malade y répugnât beaucoup, il y consentit.

J'emportai d'abord ensemble ces deux derniers sinus avec leurs duretés et callosités ; la brêche que je fis au rectum me donna la facilité d'y porter mon doigt : je reconnus que la troisième ouverture n'y communiquait pas. La sonde creuse que je passai dedans s'éloignait de l'anus, je la conduisis jusqu'à l'os, puis avec un bistouri demi-courbe, que je glissai dans la canelure, je coupai toute la chair depuis l'anus jusqu'à l'os, sur lequel était solidement appuyée la pointe de ma sonde.

En faisant cette incision je coupai transversalement plus de deux travers de doigt de fibres charnues du muscle grand fessier. Puis je mis un bandage en T.

Obs. VI. — Fistule à l'anus entretenue par une carie des deux premiers segments du coccyx. — Résection. — Guérison.

(J.-L. Petit. Loc. cit.).

Un autre malade avait eu un abcès qui s'était ouvert à la marge de l'anus ; s'étant percé de lui-même, il était resté fistuleux. Depuis un an que ce malade portait cette fistule il n'avait pu consentir à se laisser faire l'opération ; l'exemple de son concitoyen l'avait intimidé. Le récit qu'on lui fit de l'opération que je venais de faire ne le rassura pas. Je revins à Paris où il vint me trouver quatre ou cinq mois après avec celui auquel j'avais fait l'opération, lequel était parfaitement guéri et me montra la portion d'os grande comme l'ongle qui s'était exfoliée un mois après l'opération que je lui avait faite. Je sondai le nouveau malade ; ayant un doigt dans l'anus j'introduisis un stylet dans le sinus de la fistule, je reconnus les deux premiers os *du coccyx,* découverts dans presque toute leur étendue ; je ne trouvai point alors que le boyau fût percé, quoique le malade m'assurât qu'il rendait des vents et des matières fécales par sa fistule. L'ayant déterminé à souffrir l'opération, il se logea chez un de ses parents où je la lui fis. J'ouvris d'abord le sinus avec le bistouri conduit par la sonde cannelée, je fis une incision assez grande pour découvrir les os et y ayant introduit le doigt je trouvai que les deux premiers os du coccyx, entièrement détachés du rectum, ne tenaient à celui qui est joint à l'os sacrum que par quelques ligaments fort faibles ; je les coupai et tirai cet os tout entier : alors j'aperçus l'ouverture du rectum par laquelle sortaient les matières fécales : comme les bords n'étaient point calleux, je ne l'ouvris point, je me contentai de rendre l'ouverture extérieure large et spacieuse en coupant les lèvres de la plaie et les callosites du voisinage : puis je pansai la plaie mollement, remettant à faire quelque chose de plus dans la suite, supposé qu'il fût nécessaire.

(J.-L. Petit raconte que n'ayant pas vidé convenablement l'intestin de son malade avant de l'opérer, celui-ci ayant eu pendant la nuit trois ou quatre garde-robes, les pièces du pansement furent souillées.) . . . .

Il ajoute : je fis donner deux lavements dans la matinée, je mis le malade à une diète sévère, ne prenant que deux petits bouillons dans les vingt-quatre heures, dans chacun desquels on délayait un jaune d'œuf. Le malade n'alla à la selle que huit jours après; alors la suppuration était bien établie ; il restait encore la partie inférieure du premier os du coccyx qui n'était pas exfoliée et que je jugeai à propos de couper avec de petites tenailles incisives, ce qui se passa sans douleur.

Peu à peu on lui rendit une alimentation en rapport avec l'état de la plaie. Il s'en alla parfaitement guéri.

Obs. VII. — Abcès autour de l'anus provoqués par une carie du coccyx, consécutive à une fracture comminutive.

(J. Cloquet et Aug. Bérard. Dict. en 30, t. V, art. Bassin).

Le nommé Malortie, ancien malade au traitement externe de l'hôpital Saint-Louis, exerçait d'abord le métier de couvreur. Il se laissa tomber il y a plusieurs années du haut d'un toit, se brisa une cuisse, la jambe et le coccyx. Des abcès considérables se manifestèrent aux environs de l'anus et le coccyx, affecté de carie, se détacha et sortit par fragments. Le malade se rétablit complètement, à l'exception d'une claudication considérable qui l'oblige à se servir de béquilles. Il porte derrière l'anus une ouverture arrondie qui conduit dans un canal, long d'un pouce et demi, parfaitement cicatrisé, et terminé en cul-de-sac vers le sommet du sacrum. On peut facilement introduire la moitié du doigt indicateur dans cette ouverture que le malade remplit habituellement avec un tampon de charpie.

Obs. VIII (inédite). — Fistules multiples à l'anus, symptomatiques d'une carie du coccyx. — Rétrécissement rectal consécutif. — Résection du coccyx. — Section du rétrécissement.

Paul Ance, âgé de 50 ans, employé au gaz, entre le 25 novembre 1873, à la Pitié, salle Saint-Louis n° 33.

Ce malade raconte qu'il a eu autrefois une fistule à l'anus. Il Il fut opéré par Michon, et sortit, après deux mois de séjour à l'hôpital, entièrement guéri.

Sa santé était parfaite, quand au mois de mai 1871, il se fit une violente contusion intéressant le coccyx. La douleur très-vive au moment de l'accident, parut d'abord s'atténuer. Mais quelques jours plus tard, elle prenait un caractère continu. Les choses en restèrent là pendant plusieurs mois. Le mal était supportable et n'inspirait pas une grande inquiétude au malade, qui continuait d'exercer sa profession.

Aussi, un matin, fut-il quelque peu surpris de se sentir mouillé par un liquide purulent. Un orifice s'était spontanément créé pendant la nuit, en arrière de l'anus, sans qu'il eût l'éveil d'un abcès prêt à s'ouvrir.

Inquiété par l'abondance de l'écoulement séro-purulent fourni par la fistule, bien qu'il souffrît à peine, cet homme se décida, dix ou douze jours après l'ouverture spontanée de son abcès, à voir un médecin.

Celui-ci reconnut, derrière la fistule, une altération osseuse et en informa le malade. Des injections de teinture d'iode dans le trajet furent conseillées. On en fit, deux par semaines, pendant trois mois.

Sous l'influence de ce traitement, une amélioratien s'étant produite, le malade cessa ses injections, espérant que la guérison définitive ne tarderait pas à se confirmer. La marche croissante du mal devait bientôt démentir ce pronostic intéressé. En effet, au commencement de l'été 1873, c'est-à-dire deux ans après l'accident qui marqua le début de la maladie, survint une recrudescence dans les phénomènes inflammatoires. Des parties de tissu cellulaire, qui avaient jusque-là échappé à la suppuration, furent envahies ; car le tégument péri-anal s'ouvrit en un autre point.

Les injections de teinture d'iode furent de nouveau mises à l'essai, mais restèrent inefficaces.

Le malade ne souffrait pas en allant à la selle. Seulement, au moment de la défécation, la paroi rectale dilatée par les fèces, agissant par compression sur le foyer de voisinage, vidait celui-ci, en sorte que, à chaque garde-robe, il s'écoulait du pus en assez grande abondance par les fistules.

Cet homme, que les exigences de son service obligeaient parfois à passer la nuit, se fatiguait et s'affaiblissait. Durant quatre ou cinq mois, son état ne fit qu'empirer de plus en plus. Enfin, quinze jours avant son entrée à l'hôpital, une nouvelle collection purulente développée au voisinage des premières, suivit les mêmes phases que les précédentes.

Il prit alors le parti de demander son admission à la Pitié. Il y fut reçu le 25 novembre.

Malgré l'ancienneté de l'affection, la santé générale n'était pas sensiblement atteinte. Pas d'antécédents de tuberculose ni de scrofule. Absence de syphilis acquise.

Au moment de son entrée, la région périnéale postérieure présentait cinq orifices fistuleux : deux médians, situés au fond du sillon interfessier, entre la pointe du coccyx et l'anus ; un troisième, latéral, répondait au bord interne du muscle grand fessier. Enfin, sur la partie droite de la marge de l'anus, deux autres orifices, voisins l'un de l'autre, paraissaient indépendants des premiers et de formation plus récente.

La peau a conservé partout sa coloration normale ; elle est seulement un peu tendue et comme soulevée en masse. Par la palpation, on constate qu'elle a perdu sa souplesse, qu'elle est doublée, du côté de sa face profonde, par du tissu cellulaire induré.

La moindre pression sur le coccyx est difficilement supportée.

L'extrémité du stylet, introduit par l'un ou l'autre des deux orifices médians, arrive, en arrière, au contact de fongosités osseuses : on ne sent pas de dénudation. Par ces mêmes orifices, l'extrémité du stylet, dirigée en avant et en haut, vers le rectum, s'engage assez profondément le long de sa paroi postérieure ; mais, ne peut être sentie à nu dans la cavité de l'intestin.

Quant aux pertuis qui répondent à la fosse ischio-rectale, en introduisant le stylet dans l'un, il est aisé d'en faire ressortir l'extrémité par l'autre ; la face profonde de la portion de tégument qui les sépare étant décollée.

L'index rencontre dans le rectum, à 1 centimètre de l'anus, une sorte d'éperon semi-lunaire, à concavité regardant en avant, à direction transversale, épais, dense et saillant. Le calibre de l'intestin est rétréci à ce niveau. Au-dessus, la paroi rectale est saine ; au-dessous, on sent une dépression froncée qui admet la pulpe du doigt et dont le siége semble être à l'union de la peau et de la muqueuse. La paroi antérieure a conservé sa souplesse naturelle. L'examen le plus complet ne peut faire découvrir la trace d'une fistule stercorale.

La résection du coccyx, manifestement reconnu carié, fut sur-le-champ résolue.

Elle fut pratiquée par M. Verneuil, le 1er décembre 1873. — Dans un premier temps, une sonde cannelée est introduite par l'un des orifices médians, d'avant en arrière, vers le coccyx. Le bistouri, conduit sur la sonde, divise les tissus et met, du premier coup, à découvert la pointe de l'os. A ce moment, le doigt porté sur la face antérieure du coccyx y sent des rugosités et des dénudations. L'incision est un peu prolongée en haut, et les lambeaux disséqués. Le tranchant des cisailles de Liston mobilise les différentes pièces du coccyx. La divuision en est opérée, en partie à l'aide du davier, en partie avec les doigts.

Jusque-là, l'opération marchait bien, quand un accident de quelque gravité se produisit tout à coup : un vaisseau artériel venait d'être ouvert. En raison de l'abondance de l'hémorrhagie, de la situation de l'orifice béant, on ne put douter que l'une des artères sacrée latérale fût en cause. Ce vaisseau, dont les dimensions étaient sans doute accrues par suite du travail pathologique ancien des tissus environnants, versait du sang en assez grande abondance. Plusieurs essais de ligature ayant échoué, on eut recours au fer rouge, comme agent hémostatique. Il fallut y renoncer. Alors, avec quelques difficultés, on parvint à saisir l'artère, bien exactement, entre les mors d'une pince à pansement, dont les branches furent fixées et maintenues rapprochées, au moyen d'un fil enroulé autour.

La résection, un instant interrompue, fut achevée. Quand toutes les portions cariées furent extraites, on laissa en place la pince, au fond de la plaie. On pansa avec de la charpie, soutenue mollement par un bandage en T.

Le malade est demeuré quatre jours couché sur le ventre ; il a souffert très-peu à la suite de l'opération. Au bout de quatre jours, le caillot étant supposé assez solide, la pince a été retirée sans inconvénients.

La température prise dans l'aisselle s'est maintenue dans une moyenne peu élevée.

La cicatrisation marche régulièrement; en un mot, les suites de l'opération sont des plus bénignes. Cependant, les orifices fistuleux ne se ferment pas; bien plus, malgré le repos, il s'en est formé un nouveau au devant des premiers. Un mois se passe. La suppuration fournie par les trajets persiste. Il ne faut plus compter sur la guérison, sans une seconde opération destinée à compléter la première. L'indication de fendre les trajets, d'en modifier la surface par la cautérisation, celle d'obvier au rétrécissement par section de l'intestin, sont formelles.

Le malade subit une nouvelle séance opératoire le 5 janvier.

Le toucher rectal pratiqué pendant le sommeil anesthésique nous permet de constater que rien n'est changé du côté du rectum : immédiatement au-dessus de l'anus, dépression en cul-de-sac, rétrécissement valvulaire du segment postérieur à 1 centimètre de hauteur, enfin, intégrité de la paroi antérieure.

Une sonde cannelée sert de conducteur au bistouri pour pratiquer le débridement des ponts de peau, intermédiaires à trois orifices qui existent sur la partie latérale droite de la marge de l'anus. Puis, le fer rouge est appliqué sur les surfaces saignantes.

Deux chaînes d'écraseur sont ensuite disposées de la manière suivante : la première, introduite par un orifice répondant à l'angle inférieur de la plaie en voie de cicatrisation, orifice primitivement situé à moitié chemin de la pointe du coccyx à l'anus, vient ressortir à travers la dépression qui se rencontre à un demi-centimètre de hauteur, immédiatement au-dessous de l'éperon en croissant. La section de la commissure cutanée, comprise dans l'anse de cette chaîne, a eu pour résultat de prolonger jusqu'à l'union du rectum avec l'anus la solution de continuité sur la ligne médiane.

L'autre chaîne, engagée dans un orifice marginal gauche, passe au-dessus du rétrécissement par une perforation artificielle de la paroi rectale, et ressort par l'anus.

Les surfaces de section sont profondément cautérisées au fer rouge.

Le doigt, introduit dans le rectum, permet de s'assurer que le rétrécissement a été fendu dans toute son épaisseur.

Le malade est encore à la Pitié en ce moment, mais l'état local fait présager que la guérison sera bientôt obtenue, et qu'elle sera cette fois définitive.

PARENT, imprimeur de la Faculté de Médecine, rue Mr-le-Prince, 31.

www.ingramcontent.com/pod-product-compliance
Ingram Content Group UK Ltd.
Pitfield, Milton Keynes, MK11 3LW, UK
UKHW020327220726
13923UKWH00003B/1421

9 782019 245429